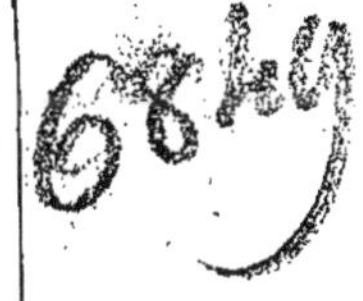

NOTICE

POUR SERVIR A L'HISTOIRE GÉNÉRALE

DE

LA PHARMACIE

PRÉSENTÉE PAR

J. A. PENNÈS

Pharmacien à Paris

DEVANT L'ASSEMBLÉE GÉNÉRALE DES PHARMACIENS DE LA SEINE

Le 14 avril 1869.

PARIS

CHEZ L'AUTEUR, RUE SORBONNE, 4

1869

NOTICE

POUR SERVIR

A L'HISTOIRE GÉNÉRALE DE LA PHARMACIE

PRÉSENTÉE PAR

J. A. PENNÈS

Pharmacien à Paris

DEVANT L'ASSEMBLÉE GÉNÉRALE DES PHARMACIENS DE LA SEINE

Le 14 avril 1869.

MESSIEURS,

Quand j'ai vu notre profession si vivement attaquée, si indignement calomniée dans les brochures et les journaux de tous genres par des hommes plus ou moins éclairés, plus ou moins sincères, j'ai pensé qu'il y avait dans ce fait un plan de campagne dressé pour nous faire perdre une partie de la considération publique dont nous jouissons.

Comme les pauvres d'esprit sont assez nombreux pour que le mal dit de nous finisse par laisser des traces, j'ai cru qu'il y avait une réponse calme et digne à faire à toutes ces attaques, aussi injustes que méchantes, et qu'il fallait la chercher dans les services rendus par les pharmaciens.

Votre Conseil d'administration, n'ayant vu en moi qu'un aide ou volontaire de plus pour remplir ce devoir, a bien voulu approuver ma pensée et m'a autorisé à faire ce résumé historique pour vous le soumettre en Assemblée générale, avec les réflexions que 38 années d'expérience m'ont suggérées.

Permettez-moi donc, Messieurs, d'espérer que vous serez assez bienveillants et patients pour m'entendre : car il n'y a ici aucun intérêt privé mis en cause ; il s'agit seulement de la défense de nos droits et de nos intérêts généraux menacés de tous côtés.

En suivant l'ordre naturel de la civilisation, nous trouvons la pharmacie mise en pratique dans les temps les plus reculés, parce que son utilité s'est fait sentir sitôt que l'homme a été malade.

Nous la voyons d'abord, confondue avec l'idolâtrie, dans l'immense empire d'Asie ; on ne peut donc signaler les services qu'elle a voulu rendre à l'humanité pendant cette première période de superstition.

Plus tard, elle paraît avoir été mieux comprise, en devenant un sujet d'études comparatives de la part des Egyptiens, et l'on peut croire que l'incendie de la bibliothèque d'Alexandrie, en détruisant un très-grand nombre de manuscrits, a dû nous priver de quelques connaissances acquises dans l'art de guérir pendant cette deuxième période.

Plus près de nous, en portant nos regards vers la Grèce, l'Italie, l'Espagne, l'Angleterre, l'Allemagne et la France, nous la trouvons popularisée avec une grande variété d'électuaires composés d'éléments disparates, pris dans les trois règnes de la nature ; aussi, de cette troisième période, qui a duré environ *seize cents ans*, il ne nous reste que trente à quarante médicaments estimés et employés encore utilement.

Il est donc facile de prouver que notre profession a été pendant une longue suite de siècles dans un état voisin de la léthargie ; mais on est heureux de le dire bien vite : cette marche si lente vers le progrès doit être attribuée à l'asservissement qui lui avait été imposé par une doctrine aussi absolue que ridicule et connue sous le titre suivant :

Contraria contrariis curantur.

C'est en 1526 que la pharmacie prit un véritable caractère scientifique, grâce à un médecin convaincu et résolu, grâce enfin à Th. Paracelse, qui osa, au commencement du seizième siècle, tenir ce langage à ses confrères les plus autorisés :

« Vous qui, après avoir étudié Hippocrate, Galien, Avi-
« cenne, croyez tout savoir, vous ne savez rien ; vous voulez
« prescrire des médicaments et vous ignorez l'art de les pré-
« parer ! La chimie vous donnera la solution de tous les pro-
« blèmes de la physiologie et de la thérapeutique ; en dehors
« de la chimie, vous tâtonnerez dans les ténèbres (1). »

(1) Voir *Histoire de la Chimie*, par le Dr Hœfer, t. II, p. 10.

Ce grand réformateur ne voulut pas s'arrêter devant les difficultés qu'il venait de faire naître ; il proposa aussitôt une médication rationnelle, basée sur la plus large expérimentation des agents thérapeutiques simples ou composés. « Il fonda aussi une méthode éclectique, en tirant parti d'une action substitutive, stimulante, reconstituante et perturbatrice, suivant les cas présentés et les indications données pour chaque malade. »

Comme le mobile de ce nouveau maître était aussi généreux qu'utile, il n'y avait pas lieu de craindre qu'il se laissât paralyser par la malveillance systématique et les intimidations de ses rivaux ; mais la lutte fut aussi vive que les forces inégales, et Th. Paracelse succomba après tant d'efforts et de tourments, en expirant à 48 ans, dans l'hôpital de Salzbourg, sans laisser de quoi payer les frais de ses funérailles !

Cependant, avant sa mort, il eut la satisfaction de donner des preuves incontestables de l'efficacité des médicaments qu'il avait cru devoir expérimenter et qui étaient à base d'*alumine*, d'*antimoine*, d'*arsenic*, de *cuivre*, de *fer*, de *mercure*, de *plomb*, de *potasse*, de *soude* et de *zinc*, dont l'usage était alors prohibé sous les peines les plus sévères, et dont on ne saurait se passer aujourd'hui, sans préjudice pour les malades, dans les cas bien indiqués.

Ainsi que tous les novateurs, Th. Paracelse fut calomnié ; il fut signalé comme un fou, et ce qui est bien plus grave, il fut poursuivi comme un faiseur de dupes par ceux qui auraient dû l'aider et le servir avec un esprit de solidarité professionnelle, s'ils avaient pu se résigner à lui céder une faible part de la considération dont ils jouissaient sans partage.

Quelques années après cette révolution scientifique, on vit apparaître des continuateurs de l'œuvre de Paracelse ; ce furent les Boerhaave, les Ballou, les Sydenham, les Huxham, les Baglivi, les Torti, etc., etc., qui donnèrent à leur tour une très-vive impulsion à la médecine expérimentale. Une belle carrière s'ouvrit alors pour notre profession, et c'est à partir de ce moment que les médicaments furent appréciés suivant leurs véritables propriétés.

C'est à ce grand mouvement dans le progrès thérapeutique qu'il faut attribuer l'émulation qui s'empara alors des pharmaciens, ou pour mieux dire des apothicaires, comme on les appelait autrefois, et qui fit commencer l'ère de ces grandes découvertes, venues pour enrichir la science ou les arts et améliorer la santé des malades, ainsi que cela sera démontré dans les notes présentées ci-après, sous la forme la plus abrégée.

1559. OSWALD CROOL est le premier qui osa divulguer la préparation de l'*Or fulminant*, que les alchimistes avaient cachée pendant deux siècles. Il découvrit le *Chlorure d'argent* et le *Sulfate de potasse*, dont la médecine tira parti tout de suite.

1568. PEREZ DE VARGAS donna dans un ouvrage publié à Madrid les indications les plus instructives pour distinguer les métaux, en se basant sur la coloration, la fusibilité et la malléabilité de chacun d'eux. Il donna le moyen de les polir et de les *graver à l'aide de la cire et de l'eau-forte.*

1570. DREBBEL expliqua la présence du vent et de la pluie par une élévation de température et un refroidissement brusque dans les couches de l'air atmosphérique ; il appliqua cette théorie sur une expérience qui donna plus tard l'idée d'employer des *tubes de sûreté* pour les opérations de chimie.

1576. N. HOUEL institua généreusement notre premier jardin botanique en France, qui fut pris comme modèle pour créer celui du Muséum d'histoire naturelle de Paris. C'est à ce digne confrère que nous devons aussi le *premier Collége des apothicaires ou pharmaciens*, cette École où sont venus se former nos plus illustres maîtres.

1608. BEGUIN fit connaître, dans le premier traité de chimie, un très-grand nombre de formules gardées jusque-là secrètement par les alchimistes. Il découvrit le *Mercure doux* ou *Calomel*, et indiqua le procédé le plus simple pour l'obtenir dans l'état de pureté voulue.

1612. ALBERT SEBA, voulant suivre l'exemple que venait de lui donner N. Houel, *dota la Hollande d'un cabinet d'Histoire naturelle*, qui resta fort longtemps l'objet de l'admiration des savants qui purent se faire transporter à Amsterdam et appeler sur lui l'attention des Etats d'Europe qu'ils représentaient.

1630. BRUN, ce modeste praticien de Bergerac, fut le premier qui *démontra l'augmentation de poids des métaux oxydés*, pendant qu'il chauffait du plomb en contact avec l'*air*; découverte bien précieuse, puisqu'elle a servi plus tard aux savantes recherches de Bayen, de Wenzel et de Lavoisier, pour l'analyse de l'air et de l'eau.

1640. R. GLAUBER découvrit le *Sulfate d'ammoniaque*, le *Kermès minéral* et le *Sulfate de soude*. Il donna un procédé économique pour obtenir l'*Esprit de sel* ou *Acide muriatique*. Il indiqua les moyens de conserver les fruits et de coaguler le lait. Il donna la préparation de *Muriate d'antimoine* et un réactif pour faire reconnaître la présence d'un *Sel d'argent*, en le mettant en contact avec du sel marin. Il fut le premier qui signala les différents produits obtenus par la distillation du bois ou du goudron.

1655. OTTO TACHENIUS démontra le premier la possibilité de lessiver et de saponifier les corps gras, en les associant à la *Potasse* ou à la *Soude*. Ce fut lui qui donna la première définition exacte d'un sel. Il donna un procédé économique pour préparer le *Sublimé corrosif*. Il fit reconnaître la présence des *Sels de fer* par la noix de galle et donna ainsi l'idée de faire de l'encre à bon marché.

1656. TRIBUNIUS donna et publia un procédé pour préparer sans mystère l'*Émétique*, ce médicament prohibé fort longtemps sous peine de mort, et qui est devenu un des plus précieux que nous utilisons chaque jour.

1568. KLAPROTH a découvert l'*Urane*, le *Titane*, le *Tellure*, la *Zircone*, la *Strontiane*, l'*Alumine*; enfin il démontra la nature de plusieurs pierres précieuses, en faisant connaître l'art de les imiter.

1660. KUNCKEL. On lui doit la découverte la plus importante qui ait été faite en chimie au XVIIe siècle; car il parvint à isoler le *Phosphore*. Il prépara du vinaigre avec des sucs de fruits sucrés. Il donna un procédé pour fabriquer du *Rubis*. Il donna le moyen de séparer l'or de l'argent à l'aide de l'huile de vitriol.

1661. NEWTON, ce grand astronome, cet immortel physicien que le monde entier connaît, dit qu'il contracta le goût de l'étude des sciences pendant les deux années de stage qu'il passa dans l'officine de l'apothicaire Clarke.

1662. SEIGNETTE découvrit un sel double qui a longtemps porté son nom, et qui est préconisé par tous les médecins sous le nom de *Tartrate de potasse et de soude*.

1665. N. LEFEBVRE fut le premier qui *fonda en France les cours de chimie descriptive*, en supprimant les formes mystérieuses des temps passés. Il fut regardé comme un véritable initiateur à cette nouvelle science par l'affluence qu'il sut attirer dans son amphitéâtre du Muséum. On lui doit aussi des procédés méthodiques pour la distillation des plantes aromatiques et la cuite des sirops médicamenteux.

1669. DUCLOS fut le premier qui démontra la possibilité *d'employer l'eau de la mer pour les besoins domestiques* après l'avoir distillée. Il découvrit la présence du *Sulfate de magnésie* dans quelques sources d'eaux minérales.

1675. N. LÉMERY, cet humble confrère du quartier Maubert, *institua lui-même au Muséum de Paris les premiers cours de chimie démonstrative*, en faisant fonctionner les appareils et en produisant des résultats devant ses auditeurs. Les hommes les plus éclairés de cette époque se sont accordés pour dire que les cours de N. Lémery attirèrent à Paris un très-grand nombre d'étrangers. C'est à dater des leçons de ce digne professeur que la chimie est devenue une science attrayante et productive. Aussi le gouvernement anglais, qui a toujours su encourager et favoriser le mérite, ne manqua pas d'appeler Lémery à Londres, afin qu'il y fondât la même institution qui venait de faire sa gloire en France.

1709. DIESBACH découvrit l'hydrocyanate de fer (*Bleu de Prusse*), peu utilisé en médecine, mais employé dans des proportions énormes pour remplacer le *Bleu d'indigo;* réalisant ainsi un bénéfice de 90 pour 100 au profit de l'industrie des peintres.

1710. BOTTICHER fut le premier en Europe qui trouva le moyen de fabriquer la *porcelaine de luxe*. Il fit établir quelques manufactures dans la Saxe et procura ainsi une très-grande richesse à son pays, qui venait par le fait de remplacer la Chine pour l'approvisionnement de ce produit.

1718. GEOFFROY jeune démontra les *sources naturelles des huiles essentielles ou volatiles*, ainsi que leurs propriétés physiologiques et médicinales. Il contribua beaucoup à vulgariser l'étude de la *botanique* par des cours très-bien faits et très-suivis au Muséum de Paris.

1730. DUHAMEL a donné les premières indications pour préparer l'*Éther*, ce précieux dissolvant et antispasmodique que tout le monde connaît et utilise. Il donna des instructions très-utiles pour le renouvellement de l'air dans les hôpitaux et les casernes. Il a rendu les plus grands services pour l'*assainissement des ports de mer*, qu'il fut appelé à inspecter sur la demande du Gouvernement.

1731. HELLOT donna des procédés simples et ingénieux pour fabriquer du *Camphre* et une *Encre de sympathie*. Il donna de bonnes indications pour se préserver de l'explosion dans les profondeurs des mines.

1732. NEUMANN prouva par des faits comparatifs et concluants la nécessité de purifier tous les sels avant de les administrer sous formes médicamenteuses. Il fit connaître les qualités naturelles et les *propriétés physiologiques et hygiéniques de la bière, du café et du vin*. Ses mémoires furent trouvés si remarquables qu'ils le firent élever à la dignité de conseiller du roi de Prusse.

1733. G. BOULDUC publia l'analyse de plusieurs *eaux de sources minérales naturelles*, et contribua ainsi à établir la valeur thérapeutique qu'on leur attribuait et qui s'est maintenue jusqu'à ce jour.

1738. SWAB fut le premier qui appliqua l'usage du *chalumeau pour analyser les minéraux*, et procura par là un des moyens les plus commodes pour faciliter les recherches des chimistes, des minéralogistes et des ingénieurs.

1743. ROUELLE aîné fut le premier qui présenta une véritable classification des sels; il fit l'analyse des différents produits de la sécrétion du corps humain, afin d'aider à les distinguer dans l'état de santé et de maladie. Il présenta, comme membre de l'Académie des sciences, un très-grand nombre de rapports ou de mémoires à l'Institut. Il *exerça une grande influence sur les progrès de la chimie* par de fréquentes réunions de savants qu'il connaissait et attirait chez lui; mais ce fut surtout par l'attrait qu'il sut donner à ses leçons. Il fut nommé *essayeur en chef des monnaies de France*. Il eut enfin l'honneur d'être le professeur particulier de l'illustre Lavoisier et le fondateur de la pharmacie Pelletier.

1745. MARGRAFF démontra la présence de l'*Acide phosphorique* dans les urines; il expliqua ainsi la formation de calculs vésicaux, lorsqu'il se trouve en trop faibles proportions par rapport à l'acide urique. Il isola l'*Alumine* de différentes terres argileuses. Il fit connaître un bon procédé pour extraire sans danger le *Cuivre* et le *Cobalt* des mines. Enfin, il découvrit le *Sucre de betteraves*, lequel est venu plus tard procurer un grand bien-être aux classes peu fortunées, en faisant à leur profit baisser de la moitié le prix du sucre de canne, et cela en décuplant la production générale.

1769. G. MODEL indiqua les procédés les plus simples pour *souder les métaux à l'aide du borax*. Il montra le moyen de purifier le camphre, le sel marin et beaucoup d'autres corps moins connus.

1777. F. HŒFFER découvrit l'*Acide borique* dans les eaux de Monterotondo, qu'il réussit à combiner avec l'alcali minéral, ce qui lui donna l'idée d'élever une fabrique de borax près de Sienne, industrie qui a fait longtemps la fortune des habitants de cette contrée.

1778. MACQUER, chargé par le Gouvernement français d'examiner la valeur thérapeutique de plusieurs panacées, fit publier son rapport en concluant qu'il fallait attribuer au *Sublimé corrosif* toute l'action, toute l'efficacité de ces remèdes secrets. Il se montra le collaborateur le plus dévoué de Baumé; mais cela ne l'empêcha pas de se rallier aux idées de la chimie pneumatique. Ce fut lui qui parvint à isoler l'*Arsenic*. Il prouva par des expériences réitérées que le *Plomb* converti en *Litharge* augmente en poids dans la proportion d'un huitième.

1785. ARVERS fit connaître un moyen très-économique pour

aviver le rouge du bois de l'Inde par l'addition d'un sel d'étain, et procura ainsi des bénéfices énormes aux différentes manufactures des tissus de fil et de laine de l'Europe.

1786. SCHÈELE, l'illustre chimiste, ainsi désigné par M. Dumas, secrétaire perpétuel de l'Académie des sciences, a été le plus remarquable de nos confrères: car il a fait un grand nombre de découvertes avec les ressources les plus bornées, les instruments les plus simples et les moins variés. C'est dans une pauvre officine de campagne qu'il a découvert :

1° Le *Chlore*, dont l'importance n'est ignorée de personne, au point de vue de la salubrité et du blanchissage;

2° Le *Manganèse*, employé avec le plus grand succès pour fabriquer les verres et cristaux de luxe;

3° Le *Tungstène* et le *Molybdène*, si utiles pour fabriquer des pierres qui imitent les pierres précieuses;

4° La *Baryte*, aujourd'hui tantre cherchée pour remplacer le blanc de plomb ou céruse;

5° L'*Arsénite de cuivre*, ce sel qui sert à produire les teintes vertes les plus variées et les plus solides;

6° La *Glycérine*, dont l'emploi s'est généralisé dans ces derniers temps, pour l'hygiène aussi bien que pour la médecine et qui vient d'être associée à trois équivalents d'acide azotique par M. Sobrero, afin de lui donner une puissance de propulsion et d'explosion dix fois plus grande que celle de la poudre à canon. On doit également à Schèele :

7° Les *Acides arsénique, citrique, cyanhydrique, gallique, lactique, oxalique, tartrique, silicique*, qu'il suffit de dénommer pour rappeler à chacun de nous les services importants qu'ils rendent à la médecine et à l'industrie;

8° L'*Acide fluorhydrique*, qui est utilisé par nos plus grands artistes pour reproduire sur le verre les plus magnifiques dessins, à l'aide de ses vapeurs. Ce fut Schèele qui fit remarquer en 1777 la transformation de la couleur du *Nitrate d'argent*, quand il reste exposé à la lumière, et qui a fait ainsi deviner plus tard les avantages que pourraient en retirer les photographes. Enfin, il reconnut l'*Oxygène* et fit entrevoir d'autres corps du même genre, qu'il serait parvenu à isoler sans doute, si une mort prématurée n'était venue le frapper à quarante-quatre ans!

1786. WENZEL fut au point de vue théorique ce qu'était Schèele au point de vue pratique. Ces deux hommes de génie, à eux seuls, auraient fait avancer la science dans des proportions incalculables, s'ils avaient pu vivre encore longtemps. *C'est aux idées ingénieuses de Wenzel sur la synthèse, c'est à sa théorie sur les équivalents, c'est à ses nombreux et lumineux mé-*

moires sur l'échange des bases salines, qu'il faut justement attribuer la belle théorie chimique de Lavoisier, la statique chimique de Berthollet et l'ingénieuse méthode d'analyse de Gay-Lussac.

1788. BAUMÉ inventa et vulgarisa l'*Aréométrie*, dont l'usage est devenu universel. Il nous a laissé un traité de pharmacie qui a servi de modèle à tous les auteurs qui ont voulu s'occuper des mêmes travaux, parce qu'il est le fruit d'une longue expérience et d'un esprit judicieux.

1789. DESCROIZILLES, après s'être occupé d'une foule d'applications industrielles, nous a donné trois appareils précieux, l'*Alcalimètre*, le *Chloromètre* et l'*Alcoomètre*, qui rendent actuellement de grands services dans tous les pays.

1791. FIGUIER (de Montpellier) découvrit les propriétés décolorantes et désinfectantes du *charbon*, dont un grand nombre d'industries s'approprient aujourd'hui les avantages bien connus pour la clarification de l'eau, l'épuration des sucres, etc.

1792. PROUST fut le premier avec Pilâtre du Rozier qui osa s'élever en ballon pour étudier la *densité de l'air à différents degrés d'élévation* ; ce fut lui aussi qui distingua le sucre de raisin du sucre de canne ou de betteraves.

1795. FRÉMY (de Versailles) *fit l'analyse comparative des eaux naturelles d'Enghien et de quelques autres sources sulfureuses*, et contribua ainsi à mettre hors de doute leur valeur thérapeutique et leurs propriétés curatives spéciales.

1798. PARMENTIER, devenu par son mérite personnel un des membres du Conseil supérieur de santé, institua les meilleurs procédés et les plus utiles réformes dans le service des ambulances et des hôpitaux militaires, afin d'assurer les soins sanitaires les plus empressés pour les soldats malades ou mutilés. Parmentier ne se montra pas seulement pharmacien distingué et administrateur capable; il fut aussi un *philantrope d'un caractère élevé*, et c'est à cette qualité qu'il faut attribuer l'énergique persévérance qu'il mit à combattre les envieux ou les méchants qui voulurent l'empêcher d'introduire en France la culture de la pomme de terre. Tout le monde sait aujourd'hui quel prix il faut accorder à ce bienfait, puisqu'il peut préserver de la famine les pays qui viendraient à manquer de froment ou d'autres graminées. Du reste, une commission d'agronomes et de savants qui s'est inspirée de l'esprit de justice et de reconnaissance, vient d'éterniser sa gloire en lui élevant une statue en bronze.

1800. BRUGNATELLI publia un mémoire très-remarquable sur la décomposition des sels et des alcalis par l'électricité. Ce fut lui qui démontra les premières applications de la *Galvano-*

plastie. Il eut la gloire d'être le collaborateur de Volta, l'immortel physicien, avec lequel il fit un grand nombre de recherches productives pour les sciences.

1805. CARREAU trouva le moyen de clarifier à la fois dix hectolitres d'huile, en les mettant en contact avec une très-petite quantité d'acide sulfurique, procédé d'une simplicité extrême qui a fait gagner des millions aux nombreux fabricants de ce produit.

1809. HOUZEAU-MUIRON découvrit à Reims, à la porte de son officine, le *Gaz hydrogène carboné* dans les eaux de lavage qui provenaient d'une fabrique d'étoffes de laine, et il démontra aussitôt son utilité comme moyen d'éclairage, donnée précieuse dont on a tiré tous les avantages possibles avec des moyens d'action et de production plus larges.

1810. H. DAVY a découvert le *Baryum*, le *Calcium*, le *Lithium*, le *Potassium*, le *Strontium* et le *Sodium*. Il fut le premier qui fit pressentir la méthode anesthésique, en utilisant le *Protoxyde d'azote* dans le but de communiquer des émotions agréables à l'esprit. *C'est à lui que nous devons aussi une lampe qui porte son nom, faite en toile métallique et qui permet de promener la lumière dans les mines de charbon sans avoir à craindre l'inflammation des gaz et l'explosion destructive qui en peut résulter.* Il fut élu président par la Société royale d'Angleterre, dignité très-élevée dans ce pays : car elle équivaut à celle de président de l'Institut de France.

1811. COURTOIS, en cherchant du salpêtre pour la défense nationale, finit par découvrir l'*Iode*, ce métalloïde tant préconisé aujourd'hui par les médecins, ce corps si précieux, sans lequel nous n'aurions peut-être jamais vu fonctionner un daguerréotype et reproduire ces images si parfaites qui se trouvent dans toutes les maisons. Malgré cette découverte, qui a fait réaliser de grandes fortunes industrielles, Courtois est mort pauvre.

1815. SERTUERNER, après s'être livré à de nombreuses recherches dans le but d'isoler le principe actif de quelques médicaments, est parvenu à découvrir la *Morphine*, un des alcaloïdes de l'*Opium*, le plus souvent employé.

1818. VAUQUELIN fut l'infatigable travailleur qui emprunta souvent au sommeil le temps nécessaire à son instruction, attendu que le jour lui était nécessaire pour assurer ses moyens d'existence. Sorti des plus humbles conditions de la société, Vauquelin eut le bonheur d'être employé dans le laboratoire de Fourcroy, qui remarqua ses belles qualités et se fit un plaisir de lui faciliter la route qu'il voulait suivre. Se sentant ainsi protégé, il se livra avec une ardeur extrême au travail, en faisant les analyses les plus difficiles. Il présenta un grand nombre de mémoires à l'Institut, qui intéressaient vivement les fabricants d'amidon, de teintures, de tissus, les tanneurs et les métallurgistes. Il devint professeur à la faculté de médecine, à la faculté des sciences, à l'Ecole polytechnique, à l'école des mines et finit par être nommé directeur de l'école supérieure de pharmacie de Paris. On lui doit la découverte de la *Glucine* et du *Chrome*, dont l'industrie de la peinture tire tous les jours un grand profit. Il fut élu membre de l'Institut par acclamation. Une statue de bronze élevée par ses concitoyens va perpétuer la mémoire de son nom.

1821. LARTIGUE (de Bordeaux) publia une excellente notice pour faciliter la connaissance des vins naturels, en se basant sur les différentes proportions de *Tartre* qu'ils contiennent, suivant leur origine. Il donna un procédé qui fut très-longtemps suivi pour préparer la *Crême de tartre soluble.*

1822. JULIA-FONTENELLE indiqua la présence de l'*Iode* dans un grand nombre d'eaux sulfureuses naturelles. Il prouva par des faits nombreux que l'usage soutenu de la pomme de terre crue peut arrêter les *ravages du scorbut à bord des navires.* Les marins n'oublieront pas cette bonne indication, sans aucun doute, puisqu'elle peut les préserver d'une maladie redoutable.

1823. PLANCHE fut le premier qui fit remarquer la décomposition de l'*Acétate de plomb* par le *Zinc* métallique. Ce fut lui aussi qui prépara la première *Huile de ricin* employée à Paris et qui donna le moyen de cultiver la plante d'où provenait ce doux purgatif. Il exerça longtemps la pharmacie avec une grande distinction.

1824. BARRUEL père, attaché à la faculté de médecine en qualité de préparateur, a pu, comme expert des tribunaux, démontrer souvent la différence qui existait entre les divers fluides et tissus de l'homme. Ses vastes connaissances pratiques ont été profitables à un très-grand nombre d'étudiants, qui avaient suivi les cours de chimie de cette école célèbre.

1825. J. Ch. ŒRSTED fut celui qui soupçonna en 1802 l'identité du *Magnétisme* et de l'*Électricité*; mais en juillet 1820 il réussit à la mettre hors de doute et gratifia ce jour-là le monde entier d'une découverte dont la portée est incalculable d'après les résultats déjà obtenus pour les correspondances immédiates ou télégraphiques, la défense de nos côtes maritimes et l'exploitation rapide des mines.

1827. ROBIQUET père a découvert l'*Alizarine*, l'*Amygdaline*, l'*Asparagine*, la *Cantharidine*, la *Caféine*, la *Purpurine* et la *Codéine*. Il n'y a pas eu de carrière mieux remplie. Il a été un des directeurs de notre Ecole de pharmacie et l'un des membres de l'Institut les plus écoutés, les plus estimés.

1828. J. PELLETIER fils a découvert l'*Aricine*, la *Brucine*, la *Colchicine*, la *Caféine*, l'*Émétine*, la *Narcéine*, la *Strychnine*, la *Vératrine*, et a fini, conjointement avec M. Caventou, par nous donner le *Sulfate de quinine*, médicament sans lequel on verrait tous les ans succomber des *milliers de fiévreux* dans nos colonies. Nous devons tous admirer aujourd'hui le désintéressement de ce vénéré maître, qui, par amour de la science et de l'humanité, a refusé de s'assurer une fortune considérable avec le *monopole* de cette dernière découverte, si précieuse pour l'humanité.

1830. M. BOSSON (de Mantes) a publié un mémoire très-remarquable, où il a su démontrer *l'influence fâcheuse du déboisement de la France au point de vue de la salubrité de l'air respiré et du danger des inondations.* Ce travail est consulté avec fruit par les hommes les plus compétents.

1832. LABARRAQUE père donna les indications pratiques les plus exactes pour désinfecter rapidement tous les milieux viciés par un air insalubre ou des corps putréfiés, en utilisant les *Chlorures de chaux* ou de *soude*, qu'il était parvenu à faire livrer à la ville de Paris dans d'énormes proportions, sans entraîner cependant à de grandes dépenses.

1833. BOUILLON-LAGRANGE a publié plusieurs mémoires sur les médicaments qui se vendent fort cher, afin de prémunir contre la fraude qui peut les faire introduire dans le commerce ; par exemple : le Safran, l'Ambre gris, le Musc, la Manne en larmes, la Scammonée, etc., etc., etc. On lui doit aussi de nombreuses analyses sur le Lait, les Eaux minérales, les Liqueurs de table. Il a découvert le *Léïocomme*, qui sert aujourd'hui à remplacer avec une très-grande économie la *Gomme* pour l'apprêt des étoffes. Il a été un des directeurs les plus aimés de notre école de pharmacie.

1836. BRACONNOT a été pour la chimie organique ce qu'avait été Schèele pour la chimie minérale. Placé à Nancy, dans un milieu où tout ne pouvait se trouver réuni, il se montra d'une persévérance infatigable pour rechercher les principes actifs des animaux et des végétaux. Il a découvert les *Acides aconitique, bolétique, ellagique, nancéique, pectique, pyrogallique*, le *Sucre d'amidon*, produit plus connu sous le nom de *Glucose*, et qui est employé actuellement dans d'énormes proportions par différentes industries. Il nous a également donné l'*Apiine*, la *Capsicine*, la *Légumine*, la *Populine* et la *Stéarine* si bien utilisée pour l'éclairage. Enfin, nous lui devons la *Xiloïdine* qui a servi à préparer plus tard le *Fulmi-Coton* et par suite le *Collodion*, dont les artistes savent tous tirer le meilleur parti pour préparer leurs plaques métalliques, destinées à recevoir les images dans la chambre obscure du daguerréotype.

1838. RUDOLPHE-BRANDES porta principalement son attention sur la *Belladone*, d'où il retira l'*Atropine*, cet énergique alcaloïde, préconisé avec une faveur incomparable par les médecins oculistes. On lui doit également la découverte de l'*Aconitine*, la *Cicutine*, la *Daturine* et l'*Hyosciamine*. Ce fut un digne émule des Robiquet, des Pelletier, des Braconnot.....

1839. LASSAIGNE a découvert la *Cathartine*, la *Custine*, l'*Asarine*, la *Delphine* et le *Chromate de plomb*, lequel est utilisé dans d'énormes proportions pour la fabrication des toiles peintes. Il a contribué à vulgariser très-utilement la chimie agricole, pendant qu'il est resté attaché comme professeur de chimie à l'école d'Alfort. Nous lui devons aussi le meilleur traité de *Pharmacopée vétérinaire et d'excellents procédés d'analyses chimiques.*

1840. VIREY a présenté plusieurs observations utiles à la pharmacie militaire, où il s'était acquis une place très-distinguée. *Il a publié un traité d'hygiène, un traité de matière médicale, un traité de pharmacie* et *une histoire de la civilisation des peuples*, que tous les hommes éclairés lisent avec fruit. Il fut élu membre de l'Académie de médecine de Paris.

1846. QUEVENNE, un des pharmaciens les plus érudits des hôpitaux civils de Paris, a fait une étude spéciale d'une plante aussi belle dans sa forme que précieuse dans ses effets physiologiques et thérapeutiques (la *Digitale*) et a fini par y découvrir la *Digitaline*, dont les propriétés énergiques furent étudiées particulièrement par M. le Dr Homolle, avant d'être appliquée aux besoins des malades. Quevenne étudia aussi avec une grande prédilection le *Fer*, présenté sous toutes les formes, et arrêta sa préférence sur le *Fer réduit par l'hydrogène*, en publiant aussitôt la méthode qu'il fallait suivre pour l'obtenir pur.

1851. GERHARDT se fit remarquer tout d'abord en publiant des mémoires sur les matières organiques. Il se livra à des travaux difficiles, mais très-intéressants, sur les *Amides*, les *Acides anhydres* et les *Huiles essentielles*. Ses connaissances étendues sur cette partie de la chimie l'auraient appelé à rendre les plus grands services à la science, si une cruelle maladie n'était venue le frapper, lui aussi, bien avant l'heure du repos éternel.

1853. MENIER père commença sa carrière dans la pharmacie militaire, et lorsque la paix de 1815 fut signée, il se trouva, comme un très-grand nombre de ses confrères, placé dans la nécessité d'utiliser ses connaissances spéciales dans la pharmacie civile. Après quelques tentatives qui s'accordaient mal avec son esprit généralisateur, il finit par se fixer dans la droguerie pharmaceutique, où il voulait apporter une véritable révolution par les perfectionnements. Animé de cette pensée, il commença par employer tous les procédés mécaniques imaginables pour arriver à obtenir et présenter les *poudres dans un état de ténuité parfaite, en leur conservant la couleur, l'odeur et la saveur des matières premières.* Ce fut par là que sa réputation commença à s'étendre; mais elle devint universelle lorsqu'il put, avec d'heureuses et grandes applications de laboratoire, parvenir à *préparer dans le vide des extraits qui ne laissaient rien à désirer sous le rapport de la forme comme de l'action, et qui permettaient d'administrer le principe actif des plantes médicinales sous un volume extrêmement réduit.* Plus tard, Menier donna une large extension au commerce des produits chimiques. Ce sont ces importantes réformes et applications industrielles qui lui valurent plusieurs récompenses nationales et qui le firent nommer membre de la Légion d'honneur.

1853. SOUBEIRAN père, en arrivant à Paris, entra dans une des pharmacies les plus renommées; deux ans après, il n'hésita pas à se présenter aux concours de l'Internat, et en très-peu de temps il y trouva l'occasion de montrer l'étendue de son savoir en Botanique, en Chimie et en Physique. Il mérita tous les suffrages lorsqu'il voulut gagner la place de pharmacien en chef. Enfin, il fut nommé *pharmacien principal des quinze hôpitaux civils de Paris*, et c'est sous sa direction que la pharmacie centrale prit le rang d'une institution de premier ordre, où tous les gouvernements d'Europe sont venus puiser des renseignements utiles à la santé publique. Nous devons à Soubeiran un Traité de pharmacie, qui est devenu classique. Ce regretté et bien digne confrère avait été nommé membre de l'Académie de médecine, et quelques années plus tard il devint un professeur de pharmacologie très-aimé et très-suivi à la faculté de médecine de Paris. Epuisé par le travail, il s'est éteint encore jeune, après nous avoir donné le *Chloroforme*, cet anesthésique tout-puissant, avec lequel on peut librement paralyser la sensibilité humaine pendant les opérations chirurgicales les plus douloureuses et les plus compliquées.

1854. THÉNARD, l'un de nos plus illustres maîtres, arriva à Paris, comme beaucoup d'autres élèves en pharmacie, sans provision de numéraire; mais il n'hésita pas à s'imposer les plus dures privations, pour se donner tout entier à l'étude de la Chimie, science qu'il chérissait. Il eut le bonheur de se faire remarquer par Vauquelin, et il arriva en très-peu de temps au professorat. C'est dans les trois chaires de la Faculté des sciences, du Collége de France et de l'Ecole polytechnique qu'il a pu pendant trente ans vulgariser et faire aimer cette science exacte. Nul mieux que lui ne savait se faire écouter de la jeunesse éclairée et studieuse, parce qu'il réunissait en lui toutes les qualités voulues pour lui plaire. Thénard a fait connaître d'excellents procédés pour obtenir à l'état de pureté l'*Acide acétique*, le *Protoxyde de fer*, le *Sulfure d'arsenic*, le *Potassium*, le *Silicium* et le *Sodium*. Il a découvert le *Bore*, l'*Eau oxygénée* et le *Phosphate de cobalt*, qui remplace souvent le *Bleu d'outremer* ou *Pierre d'azur*. Thénard est devenu un des hommes les plus considérables de son temps par les hautes positions qu'il a occupées. Il a été longtemps Vice-Président du conseil supérieur de l'Instruction publique. Nous lui devons aussi la *Société des Amis des sciences* qu'il fonda avec le concours de quelques souscripteurs, en la dotant de vingt mille francs pour son compte personnel. Cette institution éminemment philanthropique est destinée à rendre les plus grands services, puisqu'elle a déjà permis de soutenir le courage des savants dépourvus de fortune, puisqu'elle a procuré le bonheur de venir en aide aux veuves et aux orphelins des plus nobles travailleurs!

1855. PERSOZ a fait des cours de chimie appliquée aux arts et à l'industrie, aussi bien qu'à la pharmacie, soit à Paris, soit à Strasbourg, où il avait été nommé directeur de l'école spéciale de pharmacie. Nous lui devons les recherches les plus suivies sur l'*Acide picrique*, cet acide qui vient de faire tant de bruit après avoir été associé à la potasse, et qui va devenir un engin de guerre des plus formidables, si l'on en juge par les victimes qu'il a déjà faites dans la maison de M. Fontaine, fabricant de produits chimiques. Persoz a laissé des indications et des procédés qui ont une très-grande valeur pour les teinturiers. Il était devenu membre de plusieurs Sociétés savantes ; il était un des professeurs les plus aimés de l'École des Arts et Métiers. Son autorité était grande parmi les membres du Conseil de salubrité de Paris.

1867. GUIBOURT a passé sa vie à classer les substances réputées médicamenteuses. Il a publié une multitude de mémoires, de notices et de rapports ayant trait à la chimie, à la pharmacie et à l'histoire naturelle. Il a pratiqué pendant vingt-sept ans la pharmacie avec distinction. C'est dans de longues méditations, dans de patientes recherches, que Guibourt a trouvé tous les documents nécessaires à la publication de deux ouvrages importants, deux livres classiques : l'*Histoire des drogues simples* et la *Pharmacopée raisonnée*. Devenu professeur de l'Ecole de pharmacie, il a pu y faire aimer et étudier la matière médicale. Il a été élu membre de plusieurs Sociétés savantes ; mais c'est à l'Académie de médecine qu'il était heureux de montrer son érudition et surtout son extrême sévérité à l'endroit des médicaments nouveaux, qu'il aurait voulu voir tomber comme la manne du Ciel, sans profit pour les producteurs ou préparateurs.

1867. PELOUZE, après être resté quelque temps comme élève dans l'officine de M. le professeur Chevallier, voulut concourir pour l'Internat des hôpitaux et fut admis à l'hospice de la Salpêtrière, où il se fit bientôt distinguer par *Magendie.* Quelques circonstances très-heureuses le mirent en rapport direct avec Gay-Lussac, qui l'admit comme aide-préparateur dans son laboratoire particulier de chimie; six ans plus tard, il obtint à la suite d'un brillant concours la place d'essayeur des monnaies. Il fut nommé ensuite professeur de chimie au Collége de France et à l'Ecole polytechnique. En 1848, on lui confia la présidence de la Commission des monnaies et médailles. Enfin, il fut élu membre de l'Institut de France.

Nous devons à Pelouze le *Tannin pur,* le plus utile et le plus employé des *astringents* végétaux ; le *Bleu d'aniline,* cette matière colorante qui peut subir les transformations les plus variées et les plus riches. Pelouze a donné des procédés précieux pour la fabrication des glaces de Saint-Gobain. Il démontra que le sucre de Betteraves renferme 10 pour 100 d'un sucre identique à celui qui s'obtient de la canne. Il a découvert l'*Acide œnanthique* et la *Thiosinnamine,* ce composé d'Ammoniaque et d'Essence de moutarde, susceptible de subir les transformations les plus curieuses. . . . .

S'il était permis de parler ici des contemporains, nous vous citerions bien d'autres découvertes, bien d'autres travaux que l'histoire ne manquera pas d'attribuer à beaucoup d'autres pharmaciens, parmi lesquels on compte actuellement à Paris huit membres de l'Institut et dix-neuf membres de l'Académie de médecine. Mais pour ne donner qu'un exemple connu de vous tous, nous prendrions la liberté de dire que notre vénéré doyen, M. Balard, aujourd'hui inspecteur général de l'enseignement supérieur, a découvert le *Brome* en 1826, dans le département de l'Hérault, pendant qu'il cherchait à faire restituer aux eaux de la Méditerranée les *Sels de magnésie,* de *potasse* et de *soude* qu'elles avaient enlevés à la terre. On trouve assurément peu de corps plus utiles que le *Brome,* quand il est uni à l'*Hydrate de potasse ;* car tous les médecins regardent aujourd'hui le *Bromure de potassium* comme un des plus puissants sédatifs du système nerveux, surtout depuis les belles et dernières expériences faites à l'hospice de Bicêtre par M. le docteur Legrand du Saule.

Nous vous ferions également remarquer qu'il se fait des cours gratuits et des conférences par des pharmaciens de nos départements, que ces cours et conférences peuvent servir de précédents heureux pour un ministre qui cherchera à économiser les deniers de l'État, en leur donnant une bien plus large extension, puisqu'ils sont appliqués déjà très-utilement à l'Agriculture, à la Botanique, à la Chimie, à la Minéralogie, à l'Hygiène, dans le but d'éclairer le peuple sur le choix des aliments, des boissons, des eaux, des engrais, des plantes et des terres, de même qu'ils servent à démontrer aux ouvriers les meilleurs procédés à employer pour divers travaux de fabrication.

Parmi ces distingués confrères, nous trouvons : MM. Dupasquier et Mouchon à Lyon, Baudrimont, Fauré et Magonty à Bordeaux, Aubergier et Lecoq à Clermont, Girardin à Rouen, Gaucheron à Orléans, Oudart à Troyes, Boisan, Moridet et Robière à Nantes, etc., etc., etc., et beaucoup d'autres que je regrette vivement de ne pouvoir mentionner ici à défaut de documents précis.....

En résumé, les pharmaciens ont découvert, isolé ou reconnu les treize métalloïdes suivants :

Dans la 1re famille	Le Chlore, découv.	en 1770	par Schèele.
	L'Iode —	en 1811	— Courtois.
	Le Brome —	en 1826	— M. Balard.
	Le Fluor, isolé	en 1828	— M. Frémy.
Dans la 2e famille	L'Hydrogène, rec.	en 1730	— N. Lemery.
	L'Oxygène, entrev.	en 1779	— Schèele.
	Le Tellure, rec.	en 1782	— Klaproth.
Dans la 3e famille	L'Azote, isolé	en 1771	— Schèele.
	Le Phosphore, is.	en 1669	— Kunckel.
	L'Arsenic, isolé	en 1747	— Macquer.
Dans la 4e famille	Le Carbone, isolé	en 1810	— H. Davy.
	Le Bore, découv.	en 1808	— Thénard.
	Le Silicium, entr.	en 1807	— Thénard.

Autrement dit, les quatre cinquièmes des métalloïdes connus.

Plus, les seize métaux désignés ci-après

Dans la 1re classe	Le Potassium,	déc. en 1807	par H. Davy.	
	Le Sodium,	— en 1807	—	
	Le Calcium,	— en 1807	—	
	Le Strontium,	— en 1807	—	
	Le Baryum,	— en 1808	—	
	Le Lithium,	— en 1808	—	
Dans la 2e classe	Le Magnésium,	déc. en 1829	par M. Bussy.	
	Le Manganèse,	— en 1774	Schèele.	
	L'Aluminium,	— en 1827	Wohler.	
	Le Zirconium,	— en 1789	Klaproth.	
Dans la 3e classe	Le Chrome,	— en 1797	Vauquelin	
	Le Cadmium,	— en 1818	Stromeyer	
	L'Uranium,	— en 1789	Klaproth.	
Dans la 4e classe	Le Tungstène,	— en 1775	Schèele.	
	Le Molybdène,	— en 1776	—	
	Le Titane,	— en 1794	Klaproth.	

Soit, à peu près, la moitié des nouveaux métaux.

Enfin, les 73 alcaloïdes, glucosides et résinoïdes classés ci-dessous dans l'ordre alphabétique.

Aconitine,	découverte en	1833,	par R. Brandes.
Alizarine,	—	1835	Robiquet.
Althéine,	—	1819	Baron (de Caen).
Amélide	—	1834	Gerhardt.
Amygdaline,	—	1830	Robiquet et Boutron.
Aniline,	—	1826	Gerhardt.
Apiine,	—	1841	Braconnot.
Aricine,	—	1828	Pelletier et Corriol.
Arnicine,	—	1851	W. Bastick.
Asarine,	—	1830	Lassaigne.
Asparagine,	—	1805	Vauquelin et Robiquet.
Atropine,	—	1819	R. Brandes.
Azadirine,	—	1835	Piddington.
Berbérine,	—	1837	Buchner.
Brucine,	—	1819	Pelletier et Caventou.
Bryonine,	isolée en	1825	Dulong.
Buxine,	—	1834	Fauré et Couerbe.
Bytterine,	découverte en	1864	M. Girardias.

Caféine, découverte en	1820	par	Pelletier et Robiquet.
Cannabine, isolée en	1835		M. Personne.
Cantharidine, découv. en	1818		Robiquet et Liébig.
Capsicine, —	1835		Braconnot.
Carapine, —	1830		Petron et Robinet.
Cathartine, —	1838		Lassaigne.
Chélidonine, —	1824		Godefroy.
Cicutine, —	1826		R. Brandes et Boutron.
Cinchonine, —	1811		Gomez et Pelletier.
Codéine, —	1832		Robiquet.
Colchicine, —	1833		Pelletier et Caventou.
Colombine, —	1828		M. Liébig.
Corydaline, —	1826		Peschier.
Crotonine, —	1825		R. Brandes.
Cubébine, —	1831		Engelhardt.
Custine, —	1810		Lassaigne.
Daphnéine, —	1816		Vauquelin.
Daturine, —	1819		Geiger.
Delphine, —	1819		R. Brandes et Lassaigne.
Digitaline, isolée en	1844		Quevenne et Homolle.
Elatérine, —	1836		Sterling.
Emétine, découverte en	1817		Pelletier et Caventou.
Esculine, isolée en	1840		Monchon.
Eupatorine, —	1832		Righini.
Gentianine, —	1825		Kromeyer.
Granatine, —	1827		Landerer.
Haschischine, —	1858		Gastinet.
Hédérine, —	1837		M. Chevalier (d'Amiens).
Hydrathine, —	1851		Durand.
Hyosciamine, découv. en	1819		R. Brandes.
Ilicine, —	1831		Lebourdais.
Lactucine, —	1839		M. Aubergier.
Légumine, —	1835		Braconnot.
Ménispermine, —	1830		Pelletier et Coriol.
Morphine, —	1804		Sertuerner.
Narcéine, —	1832		Pelletier et Couerbe.
Narcotine, —	1803		Derosne.
Nicotine, —	1809		Vauquelin et Reiman.
Picrotoxine, —	1812		Pelletier.
Pipérine, —	1819		Œrsted.
Populine, —	1831		Braconnot.
Purpurine, —	1835		Robiquet.
Quassine, —	1839		Morin.
Quinine, —	1820		Pelletier et Caventou.
Quinoïdine, —	1833		Sertuerner.

Rhamnéine, découverte en	1851	par	Fleury.
Sabadilline, —	1833		Couerbe.
Salicine, —	1830		Leroux.
Scillitine, —	1857		M. Marais.
Solanine, —	1821		Desfosses.
Strychnine, —	1818		Pelletier et Caventou.
Thébaïne, —	1835		Pelletier et Couerbe.
Thiosinamine, —	1850		Pelouze.
Toluidine, —	1852		M. Chautard.
Vératrine, —	1818		Pelletier et Caventou.

Messieurs,

D'après le tableau qui vient de passer rapidement sous vos yeux, il est incontestable que les pharmaciens ont rendu de grands services à l'humanité, à l'agriculture, aux arts et à l'industrie, puisqu'on leur doit :

1° La découverte ou l'isolement :
 1° De 13 métalloïdes sur les seize connus ;
 2° De 16 métaux nouveaux ;
 3° De 73 alcaloïdes, glucosides et résinoïdes ;

2° La préparation méthodique d'un nombre infini de sels minéraux ou organiques et la production d'un aussi grand nombre d'agents thérapeutiques, tirés des trois règnes de la nature ;

3° Les premières indications pour analyser les aliments, les boissons, les engrais, les minerais, les monnaies, les sels et les terres, dont la description ne peut être présentée ici dans un cadre aussi restreint ;

4° L'invention d'appareils ingénieux pour mesurer les degrés de température et apprécier la différence de densité dans les milieux gazeux, fluides ou liquides ;

5° Les applications les plus variées de procédés économiques pour le chauffage, l'éclairage, le blanchissage, comme pour la fabrication du pain, du cristal, des étoffes, des liquides fermentés, de la porcelaine et du sucre ;

6° L'institution de cours publics et la création de musées pour faciliter la propagation des connaissances générales sur la chimie, la physique, la thérapeutique et l'histoire naturelle.

Nous pouvons même dire que nos concitoyens les plus ignorants aussi bien que les plus éclairés, reconnaîtront facilement que l'*anesthésie*, la *galvanoplastie*, la *photographie* et la *télégraphie électrique* n'auraient pas encore reçu leurs merveilleuses applications si Duhamel et Soubeiran n'avaient fait connaître l'éther et le chloroforme; si Brugnatelli n'avait démontré que les métaux sans valeur peuvent se recouvrir par les métaux les plus précieux; si Courtois en découvrant l'iode et Schèele en signalant la transformation du nitrate d'argent exposé à la lumière, n'avaient donné les meilleurs moyens de reproduire les images dans la chambre noire d'un daguerréotype; enfin, si Œrsted n'avait mis hors de doute la puissance de l'électricité magnétique, puissance infinie, puisqu'elle permet de transmettre la pensée de l'homme du pôle nord au pôle sud dans l'espace de quelques minutes!

Voilà, direz-vous, bien plus de titres qu'il n'en faut pour réduire au silence les esprits chagrins ou les rivaux mal déguisés, qui se sont donné depuis deux ou trois ans une libre carrière dans le but de dénigrer les pharmaciens en leur attribuant les sentiments les plus égoïstes et les plus méprisables à l'ombre d'un monopole ou privilége qu'ils appellent révoltant. Il est vrai que tous ces écrits malveillants ont été présentés sans prendre la peine d'expliquer que notre fameux monopole a été créé dans l'intérêt des malades, afin d'assurer en tout temps la bonne interprétation des ordonnances médicales; que notre privilége consiste à nous tenir cloîtrés pendant trente ou quarante ans (1) dans nos officines, afin d'y subir à toute heure les tracas d'un détail infini, aussi bien que pour y subir les ennuis d'une responsabilité sans égale, puisqu'elle nous oblige à tenir sous clef les médicaments les plus employés, puisqu'elle nous interdit le repos pendant le sommeil, puisqu'elle peut enfin s'étendre jusqu'à nous faire réparer l'erreur la plus légère par l'amende ou la prison!

Voilà, ajouterez-vous, assez de services rendus au public pour dédaigner les pamphlets et pour compter sur l'estime générale; mais, il faut le dire, nous ne saurions jouir dignement et tranquillement de ce dernier bien, plus précieux que tous les autres, si nous devions rester encore longtemps forcés de combattre les abus qui nous causent de très-grands préjudices, et qui nous obligent à défendre chaque jour nos droits et nos intérêts professionnels, audacieusement méconnus par d'innombrables rivaux sans diplôme;

(1) La statistique est là pour prouver qu'un seul pharmacien sur vingt peut abandonner le travail et se reposer avant l'âge de cinquante ans.

Si nous étions toujours réduits à justifier le prix de nos produits et de notre travail jusqu'à l'épuisement des forces ; si nous devions être toujours assimilés aux gens suspects ou sans aveu ;

Si nous devions toujours être exposés aux poursuites judiciaires pour avoir cédé à un mouvement généreux d'humanité, en donnant des secours aux blessés ou aux malades apportés dans nos officines ; si nous devions, au contraire, toujours redouter la vindicte publique, lorsque nous refusons nos soins à ces mêmes blessés ou malades, afin de nous conformer à l'article 32 de la loi de germinal an XI ;

Enfin, et surtout, si l'on persistait à nous refuser le bénéfice du *droit commun, ce droit national* dont peuvent profiter tous nos concitoyens sans avoir été soumis pendant dix à quatorze ans aux règlements et à la surveillance de l'université !

Devant un avenir aussi peu rassurant, devant un danger aussi bien démontré pour tous (1), nous devons dans les départements, comme à Paris, élever notre esprit au-dessus des rivalités et faire disparaître la plus petite trace de nos discordes passées, afin de pouvoir présenter dignement au Sénat une pétition dans laquelle nos vœux seraient sagement motivés et appuyés par toutes nos signatures.

Quant à moi, je m'estimerai assez heureux si j'ai réussi à démontrer dans cet abrégé historique que la pharmacie a été le véritable berceau de la chimie, puisque c'est au milieu de ses collections si variées et près de ses creusets et de ses fourneaux qu'est venu se développer et grandir le génie de tant de novateurs et de savants illustres, dont les services ne sauraient s'oublier au monent où nos législateurs vont être appelés à nous doter d'une loi équitable pour régler les études et l'exercice de notre profession.

J. A. Pennès.

(1) Il serait difficile de le mettre en doute quand on entend dire que la pharmacie pourra bientôt s'exercer sans diplôme.

7512. — PARIS. — ÉDOUARD BLOT, IMPRIMEUR, RUE BLEUE, 7.

www.ingramcontent.com/pod-product-compliance
Ingram Content Group UK Ltd.
Pitfield, Milton Keynes, MK11 3LW, UK
UKHW020540230726
13925UKWH00006B/2390